Dieta Vegetariana

Recetas saludables que condimentarán tu existencia culinaria

I0146651

(La guía nutricional completa para hacer el cambio a una dieta vegana)

Mamadou-Francisco Checa

TABLA DE CONTENIDOS

¿Quién Debe Seguir Una Dieta Antiinflamatoria?

Esta es una consulta que dirijo con frecuencia en sitios web o plataformas donde hablo del tema. Es cierto esto: la dieta que combate la inflamación puede ser utilizada o aprovechada por cualquier persona independientemente de sus condiciones de salud.

Los elementos subyacentes de esta dieta suelen encontrarse en nuestras dietas típicas. Incluso si eres de los que comen comida basura, es probable que en algún momento de tu vida hayas consumido frutos secos, pescado, verduras o cualquier otro alimento con alto contenido en vitamina C.

La única distinción entre esta dieta y las dietas convencionales es el método de distribución de alimentos. La sociedad nos empuja a consumir alimentos procesados como fritos, carnes grasas y comida basura. Es fácil, es lo más rápido y, por qué no, saben muy bien.

El verdadero problema surge cuando se come la sustancia. Es difícil precisar el daño que este tipo de alimentos causa al organismo, sobre todo porque todos los cuerpos son únicos. Sin embargo, para responder a la pregunta anterior, es cierto que no hay recomendaciones ni contraindicaciones particulares. Se trata de un plan de alimentación adecuado para las personas que gozan de la mejor salud (sólo hay que evitarlo) o para quienes han padecido enfermedades crónicas como las que se enumeran en la sección de beneficios.

Las modificaciones que usted, como parte interesada, realice se centrarán en eliminar los alimentos procesados, y sustituirlos por aceites naturales o frutos secos, así como verduras, y cualquier suplemento proteico que le asegure un estado de salud lo más sano y equilibrado posible. En este sentido, me asumo la obligación de ofrecer una última sugerencia antes de tomar cualquier decisión respecto a cualquier aspecto de la salud de su cuerpo, consulte a un

un médico especialista. El médico realizará todas las pruebas pertinentes para darle una visión esclarecedora de sus objetivos y, en el futuro, le recomendará la dieta.

Antes De Empezar

Vale, ya sabemos qué es el veganismo. Y ahora qué. Te cuento. Echa un vistazo por tu habitación. ¿Ya te has independizado? Perfecto, date una vuelta por tu casa. ¿Eres de los que ha tenido suerte en la vida?, ¿te ha tocado la lotería? Sin problema, llama al club de campo para cancelar tu partida de polo, vas a estar bastante ocupado. En este momento, quiero que hagas un esfuerzo consciente para reconocer cada elemento especista en tu hogar; debes eliminarlos, ya que son restos de tu existencia anterior.

Primero ve a la cocina, nevera, despensa, ya sabes a lo que me refiero, kilos y kilos de comida que ya no vas a poder comerte. Ya sabes lo que tienes que hacer. Despedirte a lo grande. Si hay despedidas de soltero, por qué no va a ver despedidas de omnívoros.

Llama a tus amigos o conocidos más cercanos, celebremos. Saca todas las provisiones y crea un menú. No importa que no tengas carne suficiente. Puedes ir a comprar a la carnicería y aprovechar a despedirte del carnicero.

–Paco, dame metro y medio de chorizos para barbacoa.

–Darío, ¿qué celebras?

–¡Que soy vegano!

Lo notas. Sientes cómo se te va erizando la piel, tu cuerpo se estremece y estallas en una catarsis al pronunciar las palabras mágicas: Soy vegano. Disfrútalo, te lo mereces campeón. No dejes que se acabe el ritmo, es hora de llamar a tus compañeros de trabajo, preparar la parrillada, revelarles tu secreto y dar tu primer discurso. Pero no corras todavía, no hemos hecho nada más que empezar. Terminada la cocina, tenemos que seguir con el tu armario: chaqueta de cuero, fuera; jersey de lana, fuera; botas de piel, fuera. No obstante, permítete el tiempo necesario para comprobar si realmente esa ropa es de piel genuina o imitación.

Si has terminado con el armario, ve a la sección de cosméticos de tu casa. Hay marcas que prueban en animales, y aunque no entiendas qué tienen de malo los conejos limpios o los primates perfumados, esos productos los desechas. No te cuestiones nada, eres un vegano postureta, así que limítate a lanzar afirmaciones de manera vehemente y no razones nada. Más adelante en «¿Cómo ser el mejor en tus discursos?» dispondrás de consejos para mejorar tu dialéctica y poder responder así a todas las preguntas que te hagan de la manera más elocuente posible.

Vale, tenemos la cocina, el armario y los cosméticos; echa otro vistazo a la casa para ver qué más puedes descubrir. Si eres de los que ha tenido que renunciar al partido matutino de polo tal vez te encuentres por casa objetos de un gusto más que dudoso como la típica alfombra de piel de oso, las cabezas de venado en la pared, el zorro disecado encima del piano, el perchero hecho con patas de jabalí, la talla de marfil de tu safari por África o el incunable hecho de vitela, deshazte de ellos: vendelos, regálaselos a un amigo (o enemigo) o, por supuesto, puedes oficiarle un entierro, ya sabes, agujero en el suelo, polvo al polvo, cenizas a las cenizas y a correr.

Factores Que Contribuyen A La Pérdida De Minerals

Tanto la cola como la cafeína contribuyen a la desmineralización de los huesos, pero el alto contenido de fósforo de la cola, que modifica el equilibrio de calcio y fósforo en el cuerpo, es el principal responsable. El ácido oxálico también es un quelante de minerales, y la proteína animal asimismo contribuye a la desmineralización ósea, dado que su digestión libera ácido en el organismo, que es neutralizado sacando calcio y otros minerales de los huesos. Por lo tanto, quien consuma proteína animal diariamente tiene un más alto riesgo de desmineralización ósea y fracturas. Como mencionaba anteriormente, el pH del cuerpo humano es de 7,6 62 0 (ligeramente alcalino). Al consumir proteína de origen animal, el organismo se acidifica, pudiendo, con el tiempo, entrar en acidosis metabólica, o sea, exceso de acidez en el plasma sanguíneo. La acidemia extrema puede llevar a complicaciones neurológicas y cardíacas graves e incluso a la muerte. En este sentido, una dieta vegana alcalina es altamente beneficiosa para un buen equilibrio mineral, un pH adecuado, la longevidad, y la prevención de la enfermedades.

Tacos Veganos De Lentejas

Ingredientes:

- 4 paquete de mezcla de condimentos para tacos Tortillas de maíz o tacos Lechuga romana rallada
- Rodajas de pepino Tomates frescos picados Crema agria de soya
- 4 taza de lentejas marrones secas
- 4 lata de 8 onzas de salsa de tomate

- Salsa Guacamole

Instrucciones:

1. Remoje las lentejas en un tazón grande hasta que estén blandas, aproximadamente una hora.
2. Transfiera a una cacerola y mezcle con la salsa de tomate y el condimento para tacos.
3. Agregue aproximadamente 2 de taza de agua.
4. Cocine a fuego lento hasta que se caliente por completo.
5. Cuchara en tacos o tortillas y cubra con cosas como crema agria, salsa, lechuga, pepino y tomate.

Brownies Veganos

Ingredientes:

- 4 taza de harina de trigo integral 4 taza de agua
- 4   taza de azúcar morena 4 cucharadita de sal
- 4   cucharadita de extracto de vainilla
- 1   taza de cacao en polvo para hornear
- 2 taza de aceite vegetal
- 2   cucharadita de levadura en polvo
- 4 taza de harina blanca

Instrucciones:

Rocíe una bandeja para hornear de 2 9x2 6 con spray antiadherente para cocinar.

Combine la harina, el agua, el azúcar moreno y la sal.

.

Agregue el extracto de vainilla, el polvo de coco, el aceite vegetal y el polvo de hornear con una cuchara de madera.

Extienda uniformemente en la bandeja para hornear y hornee a 450 durante aproximadamente minutos, hasta que un palillo insertado en los lados salga limpio.

Fideos Asiáticos Servidos Con Una Variedad De Vegetales

Ingredientes para salsa

- 4 cucharadita. Harina de maíz
- 4 taza de caldo de verduras
- 8 cucharadas. Salsa de soja
- 8 cucharadas. Vino de arroz
- 4 cucharadita. sal
- 4 cucharadita. azúcar

Tallarines

- 50 oz. fideos de huevo

Salteado de vegetales

- 4 diente de ajo, finamente picado
- 4 pulgada de raíz de jengibre fresca, rallada
- 8 chalotes, finamente picados
- 1   taza de champiñones, en rodajas finas
- Paquete de 1000 g Pak Choi, en rodajas
- 2   taza de brotes de soja
- 8 zanahorias, cortadas en palitos
- 12 cucharadas. Aceite de girasol

1. En un recipiente mediano, disuelva la harina de maíz en agua caliente y una pequeña cantidad de caldo de verduras.
2. Vierta la salsa de soya, el vino de arroz, la sal y el azúcar una vez que el azúcar se haya disuelto.
3. Bate hasta que esté bien mezclado o hasta que el azúcar se disuelva.
4. En una olla grande con agua hirviendo, coloque los fideos.
5. Cocine hasta que estén tiernos.
6. Transfiera a un colador, cuele bien, luego agregue a una olla.
7. Reservar y mantener tibio hasta el momento de servir.

8. Coloque el aceite de girasol en un wok o sartén ancho calentado a fuego medio-alto.

9. Después de calentar el aceite, agregue el ajo picado, el jengibre y las cebolletas.

10. Dejar sofreír unos segundos. Saltee los champiñones, el pak choi, los brotes de soja y las zanahorias durante 5 a 10 minutos.

11. Continúe salteando mientras rocía la salsa hasta que espese.

12. En platos separados, divida los fideos y cubra con la mezcla de verduras.

Tortilla De Verduras

Ingredientes

12 cucharadas. Leche
Gran pizca de sal.
Gran pizca de pimienta negra.
4 cucharada. Mantequilla
1 c. pimiento verde
1 c. pimiento rojo
1 c. cebolla
Queso rallado al gusto (opcional)
8 fresh eggs

1. En un tazón mediano, bata los huevos, la sal, la pimienta, el pimiento verde y rojo y la cebolla con un tenedor.
2. No haga sobre mezcla.

3. Derrita la mantequilla en una sartén de 25 a 30   pulgadas a fuego medio-alto.

4. Asegúrate de que la mantequilla cubra la base de la sartén.

5. Cuando la espuma se haya ido, vierta la mezcla de huevo.

6. Incline la sartén para asegurarse de que el huevo cubra toda la base de la sartén.

7. Deje que los huevos se pongan durante 50   segundos antes de voltearlos. Haz lo mismo en el otro lado.

8. Una vez hecho, transferir a un plato y espolvorear con queso.

Desayuno De Mousse

Ingredientes:

2 taza de arándanos

1 taza de fresas

2 vaso de leche de coco

4 cucharada de crema de coco

4 cucharada de queso de soja suave

4 cucharada de extracto de vainilla

canela al gusto

Preparación:

1. Batir el tofu, la crema de coco y la leche de coco con un tenedor.

2. Necesitará unos 15 a 20 minutos para conseguir una espuma, suave.

3. Vierta esta mousse en una licuadora, agregue los arándanos, las fresas y mezcle durante 80 segundos.

4. Añada un poco de canela y el extracto de vainilla antes de servir.

5. Guardar en la nevera.

Avena Con Mantequilla De Almendras

Ingredientes:

- 4 taza de avena, cocinada
- 4 taza de leche de almendras sin azúcar
- 8 cucharadas de mantequilla de maní orgánica
- 4 cucharada de jarabe de fresa
- 4 cucharadita de canela

Preparación:

1. Coloque los ingredientes en un bol y mezclar bien hasta obtener una mezcla agradable y suave.

2. Si es necesario, añada un poco de agua. Verter esta mezcla en unos vasos altos y dejar en la nevera durante la noche.

Puerros Cocidos Con Seitán

Ingredientes:

8 tazas de puerros cortados

4 taza de seitán, cortado en cubos

aceite de oliva

hojas de tomillo para decoración

sal y pimienta roja al gusto

Preparación:

1. Cortar los puerros en trozos pequeños y lavarlo con agua fría, un día antes de servir.

2. Dejar toda la noche en una bolsa de plástico.

3. Calentar el aceite en una sartén grande, a una temperatura media.

4. Agregar los cubos de seitán y freír durante unos 55 a 60 minutos.

5. Añadir los puerros, mezclar bien y freír durante otros 35 a 40 minutos a una temperatura baja.

6. Sacar de la sartén y dejar que se enfríe.

7. Decorar con hojas de tomillo.

8. Añadir sal y pimienta al gusto.

Sándwich De Tofu

Ingredientes:

- 2 taza de tofu suave
- 4 taza de queso de soja regular, en rodajas
- 4 cucharadita de perejil seco
- 30 rebanadas delgadas de pan de grano entero
- sal al gusto
- 4 tomate mediano (opcional)

Preparación:

Cortar el tofu en lonchas finas. Poner una cucharada de tofu suave en la parte superior del pan y encima el queso de soja, en rodajas.

Espolvorear con perejil seco.

Puede poner otra capa de rodajas de tomate, pero esto es opcional.

Sándwich De Tofu

Ingredientes:

- 2 taza de tofu suave
- 4 taza de queso de soja regular, en rodajas
- 4 cucharadita de perejil seco
- 30 rebanadas delgadas de pan de grano entero
- sal al gusto
- 4 tomate mediano (opcional)

Preparación:

1. Cortar el tofu en lonchas finas. Poner una cucharada de tofu suave en la parte superior del pan y encima el queso de soja, en rodajas.

2. Espolvorear con perejil seco.

3. Puede poner otra capa de rodajas de tomate, pero esto es opcional.

Puré De Mango Y Melocotón

ingredientes

- 4 mango, sin corazón, pelado y cortado en trozos
- 4 durazno picado en trozos
- 5-10 cucharadas de leche materna o agua sin azúcar
- 5-10cucharadas de cualquier cereal para bebé

Preparación

1. Mezcla el durazno, el mango y el líquido en una licuadora hasta que la consistencia sea suave.

2. Agrega cereal, o si tu bebé no puede tolerar alimentos más gruesos, puedes optar por no agregar cereal en absoluto.

3. Sírvelo así, o refrigéralo primero si prefieres.

Una Papilla De Avena Con Peras Secas Y Canela

Los ingredientes

2   taza de leche materna

2   taza de agua

4 pera, sin piel

4 pizca de canela

4 taza de avena

Preparación

1. Coloca la avena, la leche y el agua en una sartén y cocina a fuego lento durante unos 20 minutos mientras revuelves constantemente.

2. Retira la mezcla en un tazón y agrega el resto de Los ingredientes.

3. Pon a un lado para enfriar y servir.

Rollitos De Fruta

INGREDIENTES:

-

- 8 cucharadas de jarabe de arce

- 8 tazas de fresas

- 4 taza de moras

-

- 4 cucharadita de jugo de limón fresco

INSTRUCCIONES:

1. Comience precalentando el horno a 150 grados F. Luego, cubra una bandeja para hornear con papel pergamino.

2. Saca una licuadora o un procesador de alimentos.

3. Haga puré con las fresas, las moras, el jarabe de arce y el jugo de limón hasta que no queden trozos.

4. Vierta la mezcla en el molde para hornear, asegurándose de que se distribuya uniformemente.
5. Haz tu mejor esfuerzo para hacerlo delgado sin causar agujeros.

6. Introduce la bandeja en el horno durante 1-2 horas.

7. Observe el rollo de frutas cada 90 a 100 minutos. S
8. abrás que está listo para sacar del horno cuando la textura no sea pegajosa.

9. Retire la bandeja del horno.

10. Deje que la fruta se enfríe, luego retíralo del papel de pergamino.

Batido De Mango

Ingredientes:

- 4 zanahoria, pelada y picada
- 4 taza de fresas
- 4 taza de melocotones picados
- 4 plátano congelado y cortado en rodajas
- **4** taza de mango picado

Direcciones:

1.   Mezclar todo hasta que esté suave.

Hash De Verduras

Ingredientes:

- 4 pimiento; cebolla
- 12 patatas rojas, cortadas en dados
- 0 oz. de frijoles negros, enlatados
- 8 tazas de acelgas picadas
- 12 dientes de ajo
- Sal y pimienta al gusto
- **8** cucharadas de aceite
- 4 cucharada de hojas de salvia; perejil

Direcciones:

1.   Comienza cocinando el pimiento, las patatas, 5-10   dientes de ajo y la cebolla en una sartén con aceite.
2.   Esto tomará 80 a 90   minutos
3.   Añade las acelgas y las judías, cocinándolas durante 15 a 20   minutos más

4.   Salpimentar y servir con perejil y hojas de salvia.

Bacon De Coco

INGREDIENTES

5-10 cucharadas de salsa de humo líquido 4 cucharada de salsa de soja

4 cucharada de jarabe de arce puro

4 cucharada de agua

4 cucharadita de pimentón ahumado (opcional)

5-10 tazas de coco en copos, sin endulzar

Preparación

1. Precalentar el horno a 150º C.

2. Combinar el humo líquido, el jarabe de arce y el agua en un bol grande para mezclar.

3. A continuación, añade el coco en copos y remuévelo suavemente en la mezcla líquida con una cuchara.

4. Añade el pimentón ahumado y mezcla bien.

5. Pasa el coco a una bandeja de horno antiadherente y hornea durante aproximadamente 60 a 70 minutos, dando la vuelta al "bacon" cada 15 a 20 minutos con una espátula para asegurar una cocción uniforme.

6. Si no lo vigilas y no le das la vuelta con frecuencia, se quemará.

7. Una bolsa o recipiente sellado de beicon de coco puede guardarse en la nevera hasta un mes.

8. ¡Que lo disfrutes!

Delicias Vegetarianas

Ingredientes:

- 4 taza de harina de trigo integral

- 4 taza de agua

- 4 taza de azúcar moreno

- 4 cucharadita de sal

- 4 cucharadita de extracto de vainilla

- ½ taza de cacao en polvo para hornear

- 2 taza de aceite vegetal

- 2 cucharadita de polvo de hornear4 taza de harina blanca

Instrucciones:

1. Rociar una bandeja de hornear de 9x13 con spray de cocina antiadherente.
2. Combina la harina, el agua, el azúcar moreno y la sal.
3. .
4. Agrega el extracto de vainilla, el polvo de coco, el aceite vegetal y el polvo de hornear con una cuchara de madera.
5. Esparcir uniformemente en la bandeja de hornear y hornear a 450 durante unos 70 a 80 minutos, hasta que un palillo insertado en los lados salga limpio.

Tacos De Lentejas Veganos

Ingredientes:

- Lechuga romana rallada
- Rodajas de pepino
- Tomates frescos picados
- Crema agria de soja
- 4 taza de lentejas marrones secas
- 4 lata de 16 onzas de salsa de tomate
- 4 paquete de mezcla de condimentos para taco
- Tortillas de maíz o cáscaras de taco

Instrucciones:

1. Remoje las lentejas en un gran tazón hasta que estén suaves, alrededor de una hora.

2. Pasar a una cacerola y mezclar con salsa de tomate y condimento para tacos.

3. Añada alrededor de 1 una taza de agua.

4. Cocinar a fuego lento hasta que se calienten por completo.

5. Colocar con una cuchara en las conchas de los tacos o las tortillas y cubrir con cosas como crema agria, salsa, lechuga, pepino y tomate.

Batido De Pera

Ingredientes

- 12 cucharadas. Yogur fresco

- 2 cucharadita. canela
- 16 cubos de hielo

- 12 peras
- 2 pulgada de jengibre fresco

1. Exprima gradualmente la pera, el jengibre y la canela juntos.

2. Transfiera a la licuadora y agregue yogur y hielo.

3. Mezclar hasta que esté suave.

Ramen Vegano

Ingredientes

- **1000 gr. setas de castañas**
- 1000 gr. setas shiitake
- 16 cebollas
- 16 dientes de ajo
- 400 gr jengibre
- Tamarin salsa (es sin gluten)
- Sal marina (al gusto)
- Tofu
- Noodle
- Pimienta negra (al gusto) o major cayenne pepper
- Una bolsa de wakame deshidratado
- 2000 gr. of acelgas

- 16l de agua mineral (mejor que no sea del grifo)

Instrucciones

1. Añade todos los ingredientes cortados en una olla bien grande con el agua y cocinalos por unas buenas 1-2 horas.

2. veras que el liquido se oscurece y se llena de sanos beneficios de las vitaminas y nutrientes de los vegetales.

3. Cinco minutos antes de servir, cocina los noddles por 15 a 20 minutos y mientras tanto también fríe el tofu con un poquito de aceite de oliva en una sartén.

4. Una vez el tofu este doradito añádele tamarin sauce para que tenga el gusto asiático buscado.

5. ¡Una vez todo este cocinado, combinado todo en un bol y a disfrutar!

6. La primera vez necesitaras más tiempo ya que lo que te interesa es crear un buen caldo.

7. Pero una vez lo tengas todo cocinado, puedes comerlo durante muchos días o congelarlo y comerlo cuando más te apetezca.

8. sólo necesitaras cocinar los noddles y el tofu antes, y eso solo te llevara 15 a 20 minutos.

9. Espero que lo disfrutéis mucho!.

Receta De Crema De Zanahoria Y Patata

Ingredientes:

- 12 patatas grandes.
- 4 cebolla mediana.
- 4 diente de ajo.
- 2 00 g de perejil picado.
- 800 ml de caldo de verduras.
- 400 ml de nata para cocinar.
- Sal y pimienta al gusto.
- Aceite de oliva extra virgen.
- 24 zanahorias medianas.

preparación:

1. lavamos bien todos los vegetales. Luego en una olla, con agua, colocamos las patatas sin pelar, las zanahorias, el diente de ajo y las cebollas, estos últimos pelados.

2. Los dejamos hervir por unos 100 a 120 minutos.

3. Para evaluar si ya están en su punto, se deben pinchar con un tenedor la zanahoria y la patata, cuando ambos estén blandos, ya se debe apagar, retirar y escurrir el agua.

4. Procedemos a pelar las patatas y cortar en pedazos más pequeños, igual picamos las zanahorias y las cebollas.

5. En una licuadora procedemos a colocar todos los ingredientes, añadiendo el caldo de verduras y el perejil picado.

6. De la misma manera se procede a salpimentar.

7. Luego de licuado se revisa que debe quedar una crema no tan liquida.

8. Ya con esta crema preparada la colocamos en una cazuela con la nata y cocinamos a fuego lento por unos diez minutos más, siempre revolviendo.

9. Para servir agregamos un chorrito de aceite de oliva.

Guacamole

Ingredientes:

- 12 aguacates medianos.
- 8 tomates medianos.
- 4 taza de cilantro picado.
- 2 taza de cebolla picada.
- 8 dientes de ajo machacado.
- El zumo de una lima.
- Sal al gusto.

preparación:

1. lavar y cortar los aguacates por la mitad, retirar la cascara y la semilla, proceder a picar en cuadritos pequeños y colocarlos en un bol, incorpora la

cebolla picada, los tomates picados, los ajos machacados y el cilantro.

2. Una vez que estén todos los ingredientes mezclados, revuelve bien y coloca el zumo de la lima y la sal a tu gusto.

Tortilla De Spinach

Ingredientes:

- 8 cucharadas de leche de almendras, leche de soja, leche de coco o leche desnatada
- 4 yema de huevo
- Un puñado de espinacas trituradas
- 4 tomate ciruela
- Una pizca de albahaca
- 4 cucharada de cebolla morada
- Spray de cocina
- Ajo (opcional)
- 15-20 claras de huevo

Instrucciones:

1. Corta las verduras.

2. Bate la leche de almendra, las claras de huevo y la yema juntas.

3. Rocía un poco de aceite en una sartén pequeña y luego saltea rápidamente las verduras hasta que estén blandas.

4. Deja las verduras a un lado, vuelve a rociar la sartén y vierte los huevos a fuego medio-bajo.

5. Cocina hasta que los huevos estén duros, añade las verduras a un lado, dobla los huevos a un lado y vierte las verduras por encima.

6. Añade las frutas.

7. Sirve.

Chips De Kale Picante

- Ají o pimienta de cayena molida
- Aceite y sal
- 5-10 hojas de kale
- Pimentón

1. Cortamos las hojas de kale en trozos tipo chip.
2. Los mezclamos bien con el pimentón, ají, aceite y sal.
3. Metemos al horno bien separadas las hojas a 250º y vamos dándole vueltas cada 20 minutos.
4. En 80 a 90 minutos estarán listas.

Verduras Al Horno Italiano

ingredientes

- 4 pimiento rojo
- 4 pimiento naranja
- 8 zanahorias
- 8 cebollas rojas
- 12 cucharadas de aceite de oliva
- sal
- pimienta
- 8 tallos de albahaca
- 4 tallos de orégano
- **16** cucharadas de vinagre balsámico
- 4 tubérculo de hinojo

Pasos de preparación

1.   Lavar, limpiar, cortar por la mitad el hinojo y cortar el tallo.

2.   Deja las hojas de hinojo a un lado.

3.   Cortar en cuartos, quitar el corazón y lavar los pimientos.

4.   Lavar y pelar las zanahorias y cortarlas en rodajas finas de 15 a 20 mm.

5.   Pelar las cebollas

6.   Corta la cebolla por la mitad y córtala en gajos.

7.   Mezclar las verduras en un bol con el aceite de oliva y sazonar con sal y pimienta.

8.   Pon las verduras en una bandeja para hornear.

9.   Hornee en el horno precalentado a 250 ° C en la rejilla del medio durante unos 80 a 90 minutos, dando vuelta una o dos veces.

10. Mientras tanto, lave las hojas de hinojo, la albahaca y el orégano y agite para secar.

11. Arranca las hojas y córtalas finamente.

12. 20 minutos antes de que finalice el tiempo de cocción, desglasar las verduras con vinagre.

13. Sacar las verduras del horno, dejarlas enfriar un poco y espolvorear con las hierbas.

14. Sirve las verduras del horno italiano tibias.

Galletas De Plátano

Ingredientes:

- 24 plátanos grandes sobre madurados, machacados

- 16 tazas de avena laminada sin gluten

- 4 taza de mantequilla de maní

Instrucciones:

1. Agregue la avena, el plátano y la mantequilla de maní en un tazón y revuelva hasta que estén bien incorporados.

2. Agregue las fichas de chocolate.

3. Divida la mezcla en 60 porciones iguales.

4. Presione ligeramente en forma de galleta de aproximadamente 2 pulgada de espesor.

5. Colocar en la bandeja para hornear preparada.

6. Deje la brecha entre las galletas.

7. Hornee en un horno precalentado a 350º F durante 55 a 60   minutos o hasta que esté ligeramente dorado.

8. Retirar del horno y dejar que las galletas se enfríen durante 15 a 20 minutos en la bandeja para hornear.

67

9.   Afloja las galletas con una espátula metálica.

10.   Enfríe completamente.

11.   Las galletas sobrantes pueden transferirse a un recipiente hermético y almacenarse a temperatura ambiente durante 15 a 20   días.

12.   Durante más tiempo, guarde el recipiente en el refrigerador.

13.   Puede durar quince días.

14.   Por más tiempo, congele hasta 5 a 10   meses.